AF457029

# LE MASSAGE COSMÉTIQUE

OU

## ART DE CONSERVER LA BEAUTÉ

PAR

La Marquise DE BEAUVISAGE

PARIS
VIGOT FRÈRES, ÉDITEURS
23, PLACE DE L'ÉCOLE-DE-MÉDECINE, 23

1907



Prix : Un franc

# LE MASSAGE

## COSMÉTIQUE

OU

## ART DE CONSERVER LA BEAUTÉ

PAR

La Marquise DE BEAUVISAGE

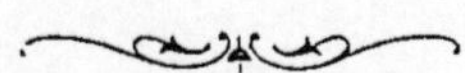

PARIS

VIGOT FRÈRES, ÉDITEURS

23, PLACE DE L'ÉCOLE-DE-MÉDECINE, 23

—

1907

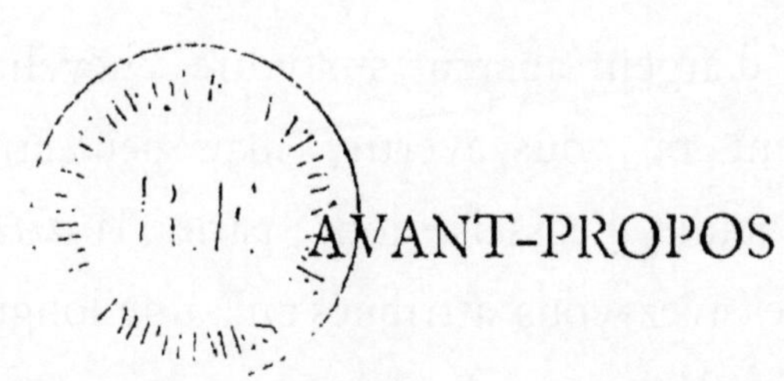

# AVANT-PROPOS

La vie parisienne a d'irrésistibles attraits, auxquels tout le monde, en *France* comme à l'étranger, se laisse facilement prendre.

Et pour peu, chère lectrice, qu'on soit jeune et belle, les plaisirs s'y offrent à pleine coupe et l'on en est lasse avant que d'en être rassasiée.

Un matin, on s'éveille, sans avoir jusque-là jamais songé à la fuite du temps ; mais coquette comme je vous soupçonne, un coup d'œil jeté sur votre miroir à la dérobée vous montrera, dès que vous inclinerez, pour mieux voir, votre tête en avant, un petit pli dénonciateur au-dessous du menton.

Déjà les premières rides de votre front et le

premier fil d'argent aperçu sur votre chevelure d'or auraient pu vous avertir, mais peut-être, comme le jeune Écossais dont parle *Walter Scott*, ne les avez-vous attribués qu'à une longue habitude de réfléchir, et n'avez-vous vu là, comme dit le charmant conteur, que « des sillons creusés par le doigt de la Sagesse médisant sur le destin des peuples ».

Ce pli de la peau, qui est ordinairement un effet de l'âge, avant-coureur de la vieillesse, vous n'avez pas pensé que le moment fût encore venu d'en arrêter, par une hygiène préventive, la précocité.

Mais l'heure a bientôt sonné, rapide et irrésistible, où la dent du temps aura fait son œuvre de destruction ; la consolation du poète qui prétend que « la raison se mûrit sous les rides de l'âge », ne saurait apparemment vous suffire, et je vous entends murmurer à part vous cette célèbre boutade de *Ninon de Lenclos :* « Si j'eusse créé le genre humain, j'aurais mis les rides des femmes au talon ».

Hélas ! la constatation des ravages n'en est pas moins cruelle, et voilà votre visage contracté, sans que votre physionomie ait pris ce caractère auguste qui convient à la maturité de l'âge !

Le genre de vie que vous avez mené a su donner à la longue à vos muscles endoloris l'aspect d'un vase craquelé sous l'action du feu, et votre front plissé me fait l'effet de ces fils télégraphiques qui sillonnent nos voies ferrées.

J'ai passé, moi aussi, par toutes ces épreuves, et j'ai, pour y faire face, tenté l'emploi de mille artifices de toilette.

J'ai même, dans ce but, il m'en souvient amèrement, dépensé sans compter. Peu à peu cependant, le nez s'est ridé comme le front et bientôt a surgi, nettement dessiné, l'éventail grimaçant à l'angle externe de l'œil ; le menton s'est enrichi d'un triple étage, et la photographie m'a révélé (la traîtresse !) une amplitude hâtive des épaules et des hanches qui devait fatalement faire expirer sur les lèvres humaines l'épithète de « jolie femme » dont je me sentais jadis toute pénétrée et comme enivrée.

J'ai eu beau, pour ne plus grimacer de la sorte, éviter le soleil et l'amaigrissement, recourir au lait virginal ou à ces lotions que recommande une publicité sans vergogne, me serrer au point de manquer parfois de respiration. Rien n'y a fait, et j'ai, dans une crise de dépit, brisé vases et flacons et répandu tout alentour le lait d'amandes et l'eau de rose.

Ensuite, je l'avoue — la réflexion aidant — j'ai voulu tâter successivement de tous les régimes, et c'est ainsi que j'en suis venue au traitement par le massage.

Je me suis naturellement adressée à des notabilités dont la réputation est solidement assise ; j'en ai reçu le plus aimable accueil ; mais mes sollicitations attendent encore une réponse moins narquoise que celle qui leur a été faite jusqu'ici.

De guerre lasse et dans ma hâte d'en finir, j'ai eu recours à des charlatans, qui n'ont, bien entendu, pas refusé de me soigner ; et c'est tout au plus si, me prenant mon argent, ils ne m'ont pas pris le peu de *santé* qui me reste encore.

Mais vous connaissez le proverbe : « Ce que femme veut. . . . . . . . . . . . »,

Au hasard de mes excursions, j'ai enfin rencontré, à *Londres*, une amie qui au cours de confidences réciproques portant sur les ravages indiscrets de l'âge mûr, m'a révélé le moyen de prolonger, à son exemple, la jeunesse en dépit des efforts du temps, moyen que lui avait enseigné une vieille Bohémienne.

Et comme chez moi le scepticisme ne perd jamais ses droits, j'entrepris d'abord un essai du système sur une personne d'un certain âge, à qui la coquetterie donnait tous les courages. Je réussis complètement et je ne tardai pas plus longtemps à en faire personnellement usage à mon tour.

Et c'est pour que cette précieuse découverte ne soit pas perdue, que je me décide, malgré ma *sainte horreur de la publicité*, à lui consacrer ce petit opuscule.

Des revers de fortune et le besoin de gagner ma vie m'ont amenée à l'instar de la Bohémienne, à m'ériger en « *masseuse de la beauté* » et à pratiquer sur autrui ces massages cosmétiques appelés à rendre de si réels services.

Ce sont les résultats que j'ai ainsi obtenus que je me résous à livrer.

*A tout seigneur,*
*Tout honneur.*

Je m'adresse tout d'abord aux personnes de mon sexe, dont la fonction essentielle est de charmer.

Mais je suis tranquille.

Les hommes, qui se prétendent nos maîtres et ne sont souvent que nos esclaves, usent souvent aussi d'une coquetterie plus raffinée que n'est la nôtre, et je me doute qu'ils accueilleront avec faveur les conseils désintéressés que je donne à tous ici.

M[ise] DE BEAUVISAGE.

## *LES RIDES*

O ma jeunesse, trop tôt enfuie, que n'ai-je fait pour te conserver ?

Je passerais des jours et des nuits à vous narrer mes luttes épiques, et c'est tout un poème que mes fréquentes apparitions chez les coiffeurs à la mode.

A Paris, à Londres, à Vienne, que sais-je encore ? Dans toutes les grandes villes enfin par où j'ai passé, que n'ai-je su résister à l'appât de vitrines tentatrices !

Les lutins m'apparaissaient sous forme de petites boîtes munies d'outils d'ivoire, accompagnés de légendes explicatives.

C'était, à les entendre, un remède sûr et d'emploi facile, et les rides allaient disparaître comme par enchantement !

Puis, penaude et confuse après tant d'essais infructueux, mais toujours disposée par une incorrigible crédulité à me laisser tenter et circonvenir, je ne redoutai pas de m'adresser à des manicures renommées et à des personnes qui en de pompeux prospectus affirmaient guérir par le massage du visage les affections que je voulais à toute force chasser.

Si je n'étais retenue par un scrupule peut-être exagéré, et par des raisons de famille qui m'engagent même à me présenter à vous sous un pseudonyme, je vous montrerais volontiers ici diverses photographies de ma précieuse personne ! Et vous verriez comment une vieille femme de bientôt 80 ans dont le visage était comme boursouflé de rides à l'approche de la quarantaine, a pu, en renonçant à l'emploi de remèdes surannés, se composer une physionomie qui rappelle, si je ne m'abuse, la physionomie gracieuse et la figure ronde et pleine qu'elle présentait aux yeux ravis, à l'époque du mariage.

Mon Dieu ! que ce temps est loin ! Car j'avais alors 19 ans !

Ah ! certes, j'en ai la certitude, si la photographie me fait apparaître avec cette fraîcheur de teint et ce renouveau de jeunesse, je sens bien que je ne le dois pas à l'emploi de ces outils menteurs ; et les masseuses de visage ne m'ont rendu d'autre service que de m'éloigner à temps, par leurs pratiques trompeuses, de leurs mains mercenaires, j'allais dire assassines !

Et encore si c'était tout ! Mais prise de l'incurable désir de ne point renoncer à la lutte, croiriez-vous que j'en ai été réduite à essayer de la méthode qui consiste à s'appliquer sur la peau ridée d'épais morceaux de viande fraîche ?

Eh bien ! chère lectrice, ne vous livrez pas, de grâce, à cet horrible supplice ; et si vous voulez à toute force sinapiser votre visage, essayez l'application nocturne sur vos rides les plus profondes de compresses imbibées par parties égales d'eau de rose et d'eau boriquée, et couvrez-moi le tout d'un petit bout de cachemire.

Ce sera, du moins, plus élégant ! Mais j'y pense ! Vous ne faites toutes ces tentatives que pour ne point vous calfeutrer *at home ;* mais par ces temps incertains, un air frais et vif vous pourrait surprendre.

Eh bien ! pour en éviter les inconvénients, je vous conseille, Mademoiselle — et vous voyez que je ne suis pas l'ennemie déclarée de toutes les préparations — d'enduire légèrement votre visage d'un mélange de quelques gouttes d'huile de vaseline et d'anoline ou de tout autre corps gras neutre.

Et si par hasard vous souffrez de quelques gerçures, traitez-les au moyen de glycérine neutre, d'eau bouillie et d'eau oxygénée neutre par parties égales.

Ces remèdes que je vous indique là et qui ne vous feront aucun mal, c'est de ma Bohémienne que je les tiens, ou de la complaisance de jeunes médecins, qui m'ont en même temps enseigné le peu d'anatomie dont je viens ici de faire montre.

C'est grâce à leur concours que me voilà savante, et que je sais que sur les deux mètres carrés environ de peau qui couvrent notre corps. il est des points où se forment des plis naturels, notamment sur le visage, et que les enfants ne sont pas plus que les grandes personnes exempts de cette infirmité, si c'en est une.

Mais que vous importe, n'est-ce pas !

Les plis dont nous avons à nous inquiéter ici sont les plis pathologiques.

Ces plis-là se forment au front, autour des yeux, du nez, et des lèvres, et sur le cou, — pour ne parler que de la partie supérieure du corps.

Ce sont comme autant de murailles de la *Chine*, d'aspect terrifiant, mais d'accès commode.

Ai-je aussi besoin de vous dire qu'il faut naturellement éviter autant qu'on peut, durant le traitement, de froncer la peau, et que si vous apercevez la moindre plissure provoquée par le défaut d'attention, il vous appartiendra de suite d'égaliser la peau à l'endroit meurtri, par la pulpe d'un de vos doigts, que vous aurez trempé dans un peu de poudre de riz, exempte de tout parfum !

En examinant de près certaines rides persistantes, on voit que le derme, c'est-à-dire la couche profonde de la peau, a contracté des adhérences avec les tissus sous-jacents.

C'est à ces adhérences qu'il faut songer à faire la guerre, et la première manœuvre consiste à les détruire pour faire disparaître les rides.

Et savez-vous comment je m'y prends à cet effet ? Je saisis le pli cutané entre le pouce et l'index, trempés dans de la poudre de riz légèrement humectée par un corps gras neutre, si le pli est profond ; et j'évite surtout l'emploi de la vaseline, que le commerce livre rarement à l'état pur.

Après avoir ainsi soulevé la peau, je la déplace lentement et sans violence, transversalement par rapport à la ride.

C'est le moyen de rompre les adhérences et de rendre la peau libre.

Puis, je frictionne légèrement tout le long de la ride ; je trace à l'entour de la peau comme de de petits cercles, en prenant soin de ne pas glisser ; et, en fonctionnant avec une certaine force, j'attire peu à peu la peau à l'aide de la pulpe digitale, j'égalise ainsi le tissu conjonctif, et je fais diparaître la rainure qu'ont formée les adhérences avec les tissus profonds.

Ce travail exige naturellement quelques minutes d'exécution ; mais on entrevoit un résultat immédiat ; la ride apparaît moins visible. Et vous voilà *du coup* encouragée et rassurée !

Mais ce n'est pas à un spectacle miraculeux

que je vous convie ; et il est naturel qu'une ride qui déjà compterait une longue existence, soit quelque peu rebelle et mette moins de facilité à s'en aller qu'une ride de plus fraîche date.

Je ne dis cela, chère lectrice, que pour qu'au besoin vous vous armiez de patience et pour que vous suiviez avec soin, ma méthode qui, je vous l'assure, vous permettra de faire disparaître cette ride maudite.

Et ne vous lassez pas, entendez-moi bien. Provoquez autant de séances qu'il sera nécessaire et continuez-les pendant une période assez longue, s'il est besoin.

Ce sera le moyen d'obtenir plus vite un bon résultat.

Et vous pourrez alors — ce qui vous sera aussi moins coûteux — vous livrer vous-même à des manipulations sur votre personne, et les répéter plusieurs fois par jour — si le cœur vous en dit.

## *MALFORMATIONS DU NEZ*

Le nez, organe de l'odorat, a de tout temps été chez les deux sexes l'objet d'un culte particulier.

La saillie qu'il fait sur le visage, — sorte de promontoire formant cap, — peut, si l'on n'y prend garde, devenir le siège d'affections déplaisantes.

On prétend que c'est par le nez qu'il convient de respirer plutôt que par la bouche, — et il faut croire qu'il était de tout temps destiné à devenir le réceptacle des bonnes odeurs : car les philologues nous enseignent qu'en sanscrit, nez veut dire : parfum.

Il faut donc éviter autant que possible le port d'un vilain nez, et essayer, quand par malheur survient un tel accident, de lui imprimer une forme agréable et gracieuse.

Faisons, à cette occasion, si vous le voulez bien, un peu d'anatomie élémentaire.

Le squelette du nez est formé par une partie du maxillaire supérieur et par les deux os nasals, le droit et le gauche.

La forme de ces os présente presque autant de variétés que l'on compte d'individus, à l'instar des feuilles d'un arbre, dont aucune ne ressemble aux autres, et c'est même là, dit-on, un signe distinctif des races.

Mais cet organe est pourvu d'un cartilage si docile et souple, si élastique et flexible, qu'en s'y prenant à temps et dès le bas âge, et en y mettant de la persistance, on arrive sans douleur à en modifier l'apparence esthétique.

J'avais moi-même — et je n'ai pas à m'en cacher — en ma jeunesse un petit nez follement retroussé, qui faisait la joie de mes admirateurs ; mais l'âge l'avait tapissé de rides, qui, Dieu merci, grâce à mes soins, ont disparu depuis.

Et je pourrais citer aussi le cas d'enfants dont un traitement facile est parvenu sans peine à améliorer les traits.

N'ai-je pas souvenance encore d'une fillette de six ans, dont les narines et l'extrémité de l'organe olfactif se redressaient fièrement, comme la pointe de moustache d'un mousquetaire ? On aurait dit un réservoir, ou mieux encore une gouttière, capable en temps d'orage de réserver sa place à toute l'eau qui ferait son apparition. Il pleuvait, vous m'en pouvez croire, littéralement dedans.

Eh bien ! il a suffi de quelques semaines de traitement pour changer radicalement cette forme déplaisante, et la mère aujourd'hui continue elle-même, sans grands frais, les soins à donner.

La fillette est, depuis, devenue une jeune et élégante femme au nez camus, qu'elle porte avec une vaillance conquérante, comme un drapeau qui ne connaît pas la défaite.

Cette transformation du nez, docile au massage cosmétique, est pour ainsi dire de tous les âges.

Filles ou femmes, croyez-m'en ; je puis, sans vouloir faire de la réclame, vous assurer qu'il n'est jamais trop tard pour tenter l'essai.

Avis aux amateurs !

Ce sont là changements moins surprenants que

celui de la chatte métamorphosée en femme !

Et maintenant, contemplez d'un peu près le nez de vos contemporaines. Ne trouvez-vous pas que la racine en est parfois bien large, et parfois aussi bien étroite par rapport à l'ensemble de l'organe ?

Et n'y a-t-il pas vraiment, dans la largeur trop fréquente de sa base, de quoi effrayer plus d'une coquette ?

Qui de nous n'a rêvé — je le tiens de confidences dont je ne crains pas de violer le secret — cette forme courbe du dos nasal qu'on nomme le nez romain ou nez d'aigle, ou n'a pas suivi d'un œil curieux cette ligne droite qui caractérise le nez grec ? Mais ce ne sont là, hélas ! que des exceptions, et l'on a plus souvent qu'on ne voudrait occasion de rencontrer de ces nez, qui, semblables à des cartes géographiques, voient les montagnes succéder aux collines, et celles-ci aux vallées, et qui donnent à ceux qui les portent un aspect plus ridicule encore que celui que l'académicien *Rostand* a prêté à la personne de *Cyrano de Bergerac*, de légendaire mémoire !

L'effort du massage qui me sert à dissiper de tels inconvénients s'exerce alors surtout sur la partie inférieuse et fibro-cartilagineuse de l'organe, parce que les tissus en sont assez flexibles pour qu'on ait chance d'obtenir, à son gré, comme en sculpture, les formes classiques du nez auquel on aspire.

Il n'y a là, en somme, que de la peau, des cartilages et des muscles à manier, des doigts habiles ont ainsi beau jeu pour chercher et trouver le contour désiré, comme s'ils travaillaient de la cire molle !

Etudions donc ensemble, si vous voulez bien vous y prêter, les manipulations à l'aide desquelles vous pourrez obtenir la forme idéale du nez qui vous doit embellir.

Bien que la peau de l'organe soit assez épaisse, — et cet heureux épaississement lui permet de résister aux trop fréquents caprices de malencontreux coryzas — ménagez-la, croyez-m'en, le plus possible et songez au peu d'amplitude du tissu conjonctif et sous-cutané dont il est pourvu, et, par contre, à la richesse de glandes sébacées que renferme le tissu cutané.

Il me paraît bon, dès lors, de donner d'abord aux cartilages la forme désirée, en les pinçant comme ferait un modeleur exercé, c'est-à-dire en ayant tendance à exagérer même la forme cherchée. Les connaissances anatomiques qu'il vous faudra posséder sur l'action des différents muscles vous permettront ensuite, soit de renforcer, soit de tendre fortement l'un ou l'autre de ces muscles, de façon à diriger les tissus mous commandés par le muscle sur lequel on agit, dans la direction voulue.

Il n'est pour ainsi dire personne dont le nez soit directement dirigé dans le plan sagittal ; la nature se plaît aux contrastes, et vous verrez, presque toujours, la pointe dévier de côté ou d'autre. C'est là, rassurez-vous, un défaut facile à corriger.

Mais il est aussi des nez dont, pour parler comme le poète,

*...la couleur richement participe*
*Du rouge au violet.*

Ce sont des nez congestionnés, et le nez peut, comme on l'enseigne, rougir au moindre froid comme au vent le plus léger.

Mais n'ayez crainte, chère lectrice, vous le pouvez facilement décongestionner et par suite rendre plus pâle, à l'aide de simples mouvements de tête et de bras bien appropriés.

Les mouvements, ainsi fréquemment répétés, parviennent à évacuer la partie superflue de sang d'un organe qui en contenait trop.

Vous voyez donc qu'il est une foule d'états disgracieux du nez que de bonnes règles hygiéniques et la pratique du massage cosmétique parviendront sans peine à corriger et à faire disparaître.

## *DOUBLE MENTON*

La fantaisie vous est-elle jamais venue d'analyser la peau de votre menton ?

Ferme et résistante, elle a presque l'épaisseur du cuir chevelu.

Le cou, au contraire, est couvert d'une peau fort mince, qui ne s'épaissit que vers les côtés de la nuque.

La région où se forme le double ou le triple menton est donc couverte d'une peau d'assez inégale épaisseur.

Double ou triple, ça n'en est pas moins une vilaine poche, et la femme un peu mûre se passerait volontiers de cette sorte de désagréable bourrelet, qui la désole et parfois la gêne.

L'endroit où se forme le double menton est le tissu conjonctif sous-cutané, dans les mailles duquel se dépose la graisse en abondance de plus en plus grande.

Au dedans de cette couche graisseuse se rencontre le muscle peaussier, qui a, selon l'occurrence, plus ou moins de développement et qui, muni de fibres des plus minces, évolue en toute liberté à travers la région dont il fait son domaine.

Dans ce tissu conjonctif passent aussi les vaisseaux et les nerfs, pour se rendre jusqu'à la peau.

On conçoit, dès lors, que ce phénomène, qui n'est pas à négliger lorsqu'on entreprend le massage cosmétique, ait pour effet de rendre le double menton sensible, en distendant les filets nerveux sensitifs.

Mais ce ne sont pas là, à vrai dire, les véritables muscles du menton.

Ceux-là, qui sont connus en anatomie sous le nom de triangulaires des lèvres, de carré et de houppe du menton, peuvent concourir utilement à la lutte entreprise contre le double menton, en contribuant aux mouvements des tissus mous qui garnissent le menton lui-même.

Mais — recommandation précieuse à retenir ! — il ne faut pas oublier, aussitôt qu'on entreprend le dégraissement du tissu conjonctif, de faire en même temps rétracter la peau.

Nous pouvons bien nous l'avouer sans fausse honte, puisque nous sommes entre nous, — une peau flasque et tombante ne vaut pas mieux, en esthétique, que le fâcheux embonpoint auquel nous nous efforçons de remédier.

Ce dégraissement se fait, au surplus, au moyen de la manipulation qui s'appelle en massage : friction.

Et il ne faut pas craindre d'en étendre l'action dans l'entourage, au risque de l'irriter : on rend aussi plus facile l'absorption des liquides que l'on pousse au dehors.

Et travaillons ferme, sans hésitation ni timidité. Les cellules graisseuses ne sont-elles pas des cellules de moins de vitalité que les autres ?

Nous n'avons aucun avantage à les laisser régner en maîtresses, surtout à l'entour du menton.

Il y a, je crois, grand profit à faire des séances bi-quotidiennes de massage ; et, dans l'intervalle, à faire faire des mouvements de tête.

J'entends par là des flexions et des extensions en différents sens, des torsions de droite et de gauche, et des roulements de tête dans les deux sens.

Point spécial à noter : la flexion de tête en avant à laquelle on oppose une légère résistance, contribue d'une façon efficace au renforcement et à la rétraction de tous les tissus qui entrent dans la formation du double menton.

Mais surtout, aimable lectrice, gardez-vous bien de faire jamais usage des savons, lotions et onguents, qu'un charlatanisme éhonté jette à profusion dans la circulation à l'aide de prospectus tapageurs, et qui vous promettent fallacieusement de vous faire maigrir !

J'en ai, moi-même, à plusieurs reprises voulu tenter l'expérience, et j'ai simplement constaté que de telles applications sont ou absolument inefficaces ou foncièrement nuisibles.

Si, parfois, elles font semblant d'agir, c'est au véhicule qui les transporte qu'il faut attribuer cet effet apparent, et c'est le peu de massage qu'elles nécessitent qui amène ce résultat.

Et d'autre part, les préparations à base d'iode ou de brome sclérosent les tissus et rendent la peau flasque.

Ne faites point, je vous en prie, de ces essais tentateurs.

Navrante serait, si on l'entreprenait, la statistique des seins tombés au moyen d'un semblable traitement, et condamnés, quelque effort que vous fassiez ensuite, à ne jamais tenir haut la bannière !

Mais d'ici je vous entends, Mademoiselle ; et vous voilà prête à vous insurger contre ces perspectives que vous qualifierez de draconiennes.

Le moyen de résister à vos irrésistibles objurgations !

Allons, ne continuez pas à faire la moue ; cela vous sied si peu !

D'ailleurs, je n'ai pas le courage de vous résister plus longtemps ; et puisque vous en estimez l'emploi indispensable, usez de savons, mais de savons neutres, discrètement parfumés à l'aide de benzoï et de biboral.

Mais faites-moi la grâce d'en demander la préparation soigneuse à des pharmaciens.

Ceux-là, du moins, ont l'habitude de ces solutions, qu'ils destinent aux personnes que gêne l'apparition fâcheuse de boutons ou la rougeur de la peau.

## *GROSSES ÉPAULES,*
## *GROSSES HANCHES,*
## *GROS DOS.*

Je n'ai pas eu la prétention de parler d'autre chose en cet opuscule que de massage cosmétique.

*Suum cuique*, à chacun le sien, me dit mon petit-fils qui fait son droit et qui, le curieux ! lit par-dessus mon épaule ce que je viens d'écrire.

Si vous voulez vous faire maigrir, mes conseils ne seront pas de saison, et vous ferez bien d'aller sonner à la porte de praticiens dont c'est le métier de pratiquer ce genre de traitement.

Mais j'ai l'âme charitable et le naturel franc.

Aussi ne saurais-je vous cacher que le massage qui a pour but de faire maigrir n'équivaut pas précisément à un voyage d'agrément, bien au contraire !

J'en estime la pratique difficile, et je n'aurais guère confiance en celui qui, pour me rassurer à l'avance, écrirait sur la devanture, comme un vulgaire charlatan :

« *Ici, l'on soigne sans douleur* ».

Mais je bavarde ; excusez-moi.

A mon âge, on ne voudrait plus s'arrêter et l'on profite du peu d'heures qu'on a encore de libres.

Faites ce que j'ai fait ; faites ce que je vous conseille. Et plus tard, fût-ce outre-tombe, vous me direz, peut-être : « Merci » !

# TABLE DES MATIÈRES

# Vigot Frères
# Éditeurs

Extrait du

# Catalogue Général

TÉLÉPHONE 814.77

PARIS

23, PLACE DE L'ÉCOLE-DE-MÉDECINE

1907

TRAITÉ THÉORIQUE ET PRATIQUE

DU

# Massage et de la Gymnastique médicale Suédoise

Par J. E. MARFORT

*Troisième édition revue et augmentée*

Un volume in-16 avec 111 figures, cartonné . . . . . 5 fr.

Dans cet ouvrage, résultat d'une longue pratique et de nombreuses observations, l'auteur s'est efforcé de faire connaître aux lecteurs les différentes manipulations employées dans le massage.

Au point de vue des manipulations le lecteur ne trouvera rien de nouveau dans cette nouvelle édition ; l'effleurage, le pétrissage, les hachures sont des manières de procéder qui ont depuis longtemps été mises en pratique par Metzger et ses élèves. La seule chose qui pourra paraître nouvelle ce sont les vibrations et leur emploi. L'application moderne du massage vibratoire externe est due en grande partie aux Drs Braun, Laker et Garnaud. M. Marfort a apporté quelques modifications dans l'application de ces divers procédés, modifications qui lui ont été dictées par son expérience.

Il entre aussi dans quelques détails sur le traitement général des maladies par le massage, afin de graver plus profondément dans l'esprit du public l'influence de ce genre de traitement.

En ce qui concerne la gymnastique médicale, il ne se borne pas seulement à l'exposé de la gymnastique suédoise, mais il a ajouté à cette méthode un grand nombre d'exercices destinés à compléter et à parachever la guérison accomplie par le massage. Quelques lignes sont aussi consacrées au massage esthétique.

Dans cette nouvelle édition entièrement remaniée et considérablement augmentée, l'auteur s'est appliqué à combler les lacunes existant dans les éditions précédentes. Il a notamment augmenté le chapitre des causes, de la prophylaxie et du traitement des scolioses si fréquentes, ainsi que ceux du traitement gynécologique, de la gymnastique médicale etc. etc. Le nombre des figures a été plus que doublé. C'est un livre entièrement nouveau que nous présentons au public.

# LE
# MASSAGE THÉRAPEUTIQUE

Par le Dr E. HUGON

Un volume in-18 cartonné peau souple. . . . . . . 4 fr.

Depuis longtemps, le Massage jouit d'une grande vogue dans certains pays : en Suède et Norvège, en Suisse, en Autriche, en Allemagne, en Russie existent des Instituts de Massothérapie où de nombreux malades viennent chercher et trouvent la guérison.

En France, le Massage n'a pas encore pris une place aussi grande que dans ces divers pays. Cependant, depuis quelques années plusieurs professeurs ainsi que des médecins éminents se sont occupés de son action modificatrice et se sont rendu compte des résultats vraiment remarquables que l'on obtient par son emploi ; ils sont les premiers à l'ordonner à leur clientèle, qui en retire de grands avantages.

Le but de l'auteur est de faire connaître davantage ce mode de traitement et d'indiquer sourtout les différentes affections dans lesquelles il donne de bons résultats, en s'appuyant pour cela sur les travaux qui ont été faits, à ce sujet, tant en France qu'à l'étranger, et en y joignant ce que la pratique de plusieurs années lui a appris et lui permet de constater chaque jour.

Ce livre, s'adresse donc aussi bien au médecin qu'au malade. Au premier, s'il n'est pas familiarisé avec le Massage, il fera connaître les propriétés de cet agent et les différentes maladies dans lesquelles il pourra les employer ; au malade, il indiquera un agent modificateur d'une grande puissance, qui lui sera utile dans une foule de circonstances.

# LE MASSAGE

## *DANS LA STÉRILITÉ*

Par le Dr E. HUGON

La stérilité est produite chez la femme par des causes diverses dont les unes sont faciles à trouver tandis que d'autres, au contraire, sont très difficiles à découvrir. Pour que la fécondation ne se produise pas, il faut nécessairement qu'il y ait une anomalie dans la manière d'être de l'organe féminin. C'est donc un diagnostic parfois très difficile à faire, puis, la cause ou les causes découvertes, il s'agit de les traiter et de les guérir.

La plupart des traitements médicamentaux ou chirurgicaux ont une influence néfaste sur l'acte intime de la fécondation, si bien que plus une femme est traitée de cette façon, plus l'état de stérilité lui reste acquis.

En médecine, une méthode thérapeutique n'est bonne que si elle soulage ou guérit, autrement, elle n'a pas sa raison d'être ; la méthode que préconise l'auteur a fait ses preuves puisqu'elle n'est, en somme, que la résultante d'observations de guérisons produites par les agents physiques.

La guérison d'un cas de stérilité dépend donc de la recherche de la cause qui l'a produite, puis de l'application d'un traitement approprié pouvant mettre l'organe à même d'accomplir son rôle intime.

On ne considère pas assez la femme stérile comme une vraie malade et cependant elle l'est de toutes façons ; elle souffre dans sa dignité et son amour-propre, elle souffre dans son cœur, elle ne peut occuper dans la société sa place de mère, son foyer lui semble vide, son rôle est incomplet. Nul autre aussi bien que le médecin ne peut connaître l'état d'âme de la femme stérile, allant de cabinet en cabinet, cherchant des conseils et des paroles d'espérance ; seuls, ils voient l'immensité de la douleur de celle qui désire être mère. C'est dans le but d'être utile à celles-là que l'auteur a écrit ce livre qui leur fera comprendre sommairement ce qu'est l'organe génital, ce qu'il doit être, ce qu'il faut pour qu'il soit fécondé.

# COURS DE MASSAGE DU Dr M. DE FRUMERIE

## I. — Cours à l'usage des Infirmiers et Infirmières.

# LA PRATIQUE DU MASSAGE

*Deuxième Édition entièrement remaniée*

Un volume in-18 jésus, avec 32 figures en simili-gravure. 2 fr.

Dans ce petit livre, l'auteur s'efforce de réagir contre le peu de crédit qu'a rencontré jusqu'ici le massage dans le monde médical, et cela grâce au peu de valeur de certains qui l'ont pratiqué. Il faut donner au massage une valeur scientifique, le relever pour ainsi dire ; c'est ce qu'a fait M. de Frumerie. Après avoir décrit les différentes manipulations qui constituent le massage, l'auteur aborde en détail le massage des différentes parties du corps ; cette partie du livre est très complète et d'une étude profitable. La partie du livre qui traite des indications et des contre-indications du massage est aussi d'un grand intérêt. Dans ce livre, recueil de conférences qui ont été faites aux Ecoles d'infirmiers et d'infirmières des hôpitaux de Paris, M. de Frumerie a eu le souci constant de montrer que le massage est une branche de la thérapeutique, que le massage doit être scientifique et non empirique ; on ne peut que le louer d'avoir réussi. Cette deuxième édition, entièrement remaniée, est illustrée de 32 reproductions photographiques remplaçant les dessins un peu sommaires de la première édition.

# COURS DE MASSAGE DU Dr M. DE FRUMERIE

## II. — Cours à l'usage des Sages-Femmes

# COURS DE MASSAGE

*Accessoires des soins d'accouchement à donner aux femmes enceintes et parturitentes, aux nourrices et nourrissons*

Un volume in-18 jésus avec 28 figures dans le texte. . . 2 fr.

La vulgarisation en France d'un système de massage rationnel tentée depuis une dizaine d'années soit dans les hôpitaux de Paris, soit dans les leçons privées, m'a convaincu, nous dit M. de Frumerie de la nécessité de publier un traité dont puissent s'aider les sages-femmes.

Le diagnostic une fois posé et le traitement institué par l'accoucheur, celui ci ne demande pas mieux que d'en laisser l'exécution quotidienne ou bi-quotidienne à une personne exercée aux différentes manipulatious qui seront continuées sous sa direction plus ou moins immédiate.

Le petit traité que nous présentons au public est donc une sorte de *Manuel sommaire de Massage* où les sages-femmes trouveront les éléments d'instruction nécessaires pour les affections de la mère, de la nourrice et du nourrisson soumis à l'application du traitement manuel.

# COURS DE MASSAGE DU Dr M. DE FRUMERIE

## III. — Cours à l'usage des Médecins et Étudiants en Médecine

# NOTIONS DE TRAITEMENT MANUEL

*Massothérapie et Kinésithérapie*

Un volume in-18 jésus avec figures . . . . . . . . 2 fr.

Le petit ouvrage que nous offrons aux étudiants et aux médecins est l'exposé de douze leçons de *Massothérapie et de Kinésithérapie* faites à l'hôpital Broussais dans le service de M. le Professeur Gilbert.

Depuis dix ans, l'auteur enseigne, dans les hôpitaux, une *technique du massage*, fondée sur une étude raisonnée et scientifique qui a pour but de substituer aux empiriques inconscients et dangereux, des masseurs habiles et capables d'exécuter avec intelligence les prescriptions des médecins traitants.

Mais aujourd'hui que le médecin doit étudier le massage au même titre que les autres branches de la thérapeutique, il était nécessaire qu'il eût à sa disposition un livre pratique, où il pût trouver toutes les indications et contre-indications du traitement manuel ; et qui, au besoin, pût lui servir de guide pour diriger les personnes auxquelles il voudrait confier ses malades, dans les cas où il devrait se suppléer. C'est à ce titre que le nouvel ouvrage du Dr de Frumerie leur sera précieux et leur rendra, nous n'en doutons pas, de réels services.

# LE

# MASSAGE ABDOMINAL

PAR

le Dr M. de FRUMERIE

Avec préface de M. le professeur GILBERT

Un volume in-18, avec 8 planches en simili-gravure. . . 2 fr.

Faisant suite à la série de monographies qu'il a déjà publiées sur le massage, le Dr de Frumerie vient de faire paraître un petit traité du *Massage abdominal*. M. le professeur Gilbert, dans une préface des plus élogieuses, a bien voulu présenter au public médical ce petit volume plein d'aperçus nouveaux, et qui classe désormais le massage parmi les agents physiques qui prennent dans la thérapeutique une place chaque jour grandissante. C'est, croyons-nous, le meilleur éloge que l'on puisse faire de ce nouvel ouvrage. En praticien convaincu et expérimenté, l'auteur donne au médecin les indications et contre-indications du massage abdominal. Le chapitre *Manuel opératoire* est accompagné de figures qui initieront le praticien aux manipulations, encore ignorées, du massage abdominal.

# LE

# MASSAGE POUR TOUS

## *INDICATIONS ET TECHNIQUE DU MASSAGE GÉNÉRAL*

PAR

**le Dr M. de FRUMERIE**

Un volume in-18, avec 24 figures démonstratives. . . . 1 fr.

Le *Massage pour tous* du Dr de Frumerie est le guide pratique par excellence pour entreprendre sans aucun danger *un bon massage général.*

L'auteur a voulu mettre entre les mains des personnes appelées à masser, soit par profession, soit dans la famille, un ouvrage sans prétentions scientifiques, mais clair et précis : 24 figures démonstratives viennent à l'appui des explications.

Les amateurs et les professionnels du Sport y trouveront un chapitre les intéressant spécialement.

Les infirmiers, infirmières, baigneurs, baigneuses, doucheurs, valets de chambre et femmes de chambre, feront bien d'avoir toujours sous la main ce petit livre appelé à les initier à la *Pratique du Massage*, qui, à condition d'être employé avec méthode, devient de plus en plus un agent thérapeutique des plus salutaires.

MONTDIDIER. — IMPRIMERIE BELLIN

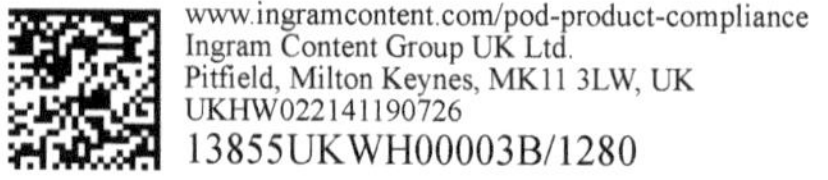
www.ingramcontent.com/pod-product-compliance
Ingram Content Group UK Ltd.
Pitfield, Milton Keynes, MK11 3LW, UK
UKHW022141190726
13855UKWH00003B/1280